ESSAI

SUR LE MODE D'ORGANISATION

D'UN

HÔPITAL D'ALIÉNÉS.

ESSAI

SUR LES DISTRIBUTIONS ET LE MODE D'ORGANISATION,
D'APRÈS UN SYSTÈME PHYSIOLOGIQUE,

D'UN

HOPITAL D'ALIÉNÉS

pour quatre à cinq cents malades,

PRÉCÉDÉ

DE L'EXPOSÉ SUCCINCT DE LA PRATIQUE MÉDICALE DES ALIÉNÉS
DE L'HOSPICE DE L'ANTIQUAILLE DE LYON, DEPUIS LE 1er JANVIER 1821
JUSQU'AU 1er JANVIER 1830;

Par R. Pasquier,

DOCTEUR EN MÉDECINE,

Ex-médecin de l'hospice de l'Antiquaille, membre des Sociétés
de Médecine de Lyon et de Toulouse, du 5e Bureau
et du Conseil général des Bureaux de Bienfaisance
de la ville de Lyon, etc.

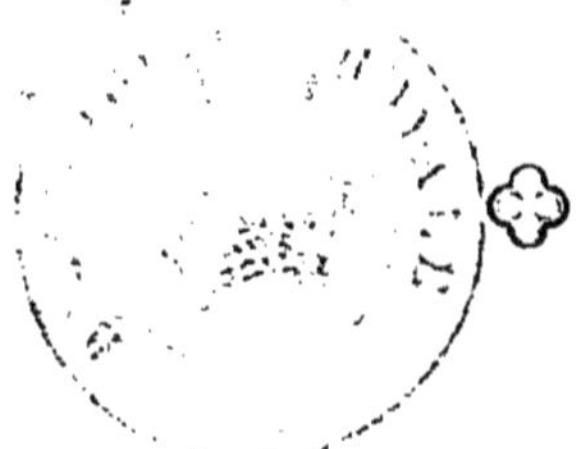

LYON.

IMPRIMERIE TYPOGRAPHIQUE ET LITHOGRAPHIQUE

DE LOUIS PERRIN,

rue d'Amboise, 6 (quartier des Célestins).

1835.

EXPOSÉ ANALYTIQUE

DE LA PRATIQUE MÉDICALE DES ALIÉNÉS

DE

L'HOSPICE DE L'ANTIQUAILLE
DE LYON,

Depuis le 1ᵉʳ janvier 1821 jusqu'au 1ᵉʳ janvier 1830.

PREMIÈRE PARTIE.

L'hospice de l'Antiquaille est ouvert aux aliénés des deux sexes, aux vénériens des deux sexes, aux galeux et aux dartreux. On y reçoit aussi quelques pensionnaires infirmes et incurables. Le nombre total de ces malades s'élève à six cents environ, dont les aliénés forment un peu plus du tiers.

Ce singulier mélange de maux si différents ne s'observe pas seulement à l'Antiquaille, mais encore dans plusieurs hôpitaux d'Italie et d'Allemagne, notamment dans ceux de Bologne, de Florence, etc.

Les aliénés sont reçus à l'Antiquaille, par ordre du Procureur du roi, de la Préfecture et de la police Municipale; l'Administration en reçoit aussi sur l'attestation d'un médecin, et par suite de transactions avec les familles des malades.

M. le Procureur du roi se fait remettre, de temps en temps, la liste générale des aliénés : c'est du moins la marche qui a été suivie pendant le laps de temps dont je vais rendre compte; j'ignore si elle n'a point subi de réforme depuis le 1er janvier 1830, époque à laquelle je donnai ma démission, et je fus remplacé par le docteur Faivre.

Un Conseil d'Administration, composé de dix Notables de la ville, dirige cet établissement; ce Conseil traite avec le Préfet, le Maire et les parents des malades, sur le prix des pensions, qui varie de trois cents à huit cents francs. Peu ou presque point de malades y sont reçus gratis.

Les aliénés n'y sont point divisés d'après le prix de leur pension; seulement, ceux qui paient la plus forte, mangent sur des tables séparées, et sont un peu mieux nourris que les autres. Les médecins qui observent les aliénés ont remarqué avec raison que ce mélange de payants et de non-payants, donne de la jalousie aux seconds, et peut leur être nuisible.

La nourriture à l'Antiquaille est, pour le plus grand nombre : le matin, du pain et du fromage; à midi, le bouillon, de la viande et des légumes; le soir, de la viande rôtie. Le pain y est bon, il est le même pour toute la maison.

On y donne du vin en petite quantité. Le fromage du matin, ainsi que quelques autres améliorations du régime, proviennent d'une partie du produit du travail.

Bâti à la partie supérieure du penchant rapide de la montagne de Fourvières, qui domine la ville de Lyon, dans une position heureuse pour sa première destination, qui était un couvent, l'édifice qui forme aujourd'hui l'hospice de l'Antiquaille, n'offre pas aux aliénés des promenades commodes, des divisions faciles à établir. Les moyens d'isolement, condition si nécessaire au traitement moral, y manquent complètement; toutefois, son exposition est belle sous quelques rapports d'hygiène.

La propreté se fait généralement remarquer dans cet établissement. Son administration, confiée dans tous les temps à des hommes amis du bien et économes, est parvenue avec des ressources assez incertaines à constituer et à doter même cet hôpital, résultat le plus heureux d'une sage gestion.

Sortis depuis plus de seize ans de l'ancienne maison de la Quarantaine, en 1820, les aliénés n'avaient encore rien gagné à l'Antiquaille, sous le rapport médical. À cette époque on venait de terminer, à l'hospice, une nouvelle construction pour les femmes aliénées; une impulsion nouvelle était donnée dans le monde savant, en faveur de cette classe de malades; l'Administration de l'Antiquaille obéit elle-même à cette impulsion.

Jusque là, un seul médecin avait fait tout le service médical de l'établissement; un chirurgien en chef suivait la visite pour pratiquer les opérations; un élève interne écrivait les prescriptions et fesait les pansements; un médecin suppléant, également attaché à l'hospice, était sans service autre que celui de la suppléance.

Il est évident que la visite du médecin était surchargée, qu'une partie du service devait être en souffrance, c'était celle des aliénés. Le service de chirurgie réclamait aussi une meilleure organisation, comme l'avait souvent exprimé le docteur Répiquet, chirurgien en chef.

Le 2 novembre 1818, j'avais été nommé médecin suppléant; les premiers jours de janvier 1821, la visite des aliénés me fut confiée. Des raisons de convenance pour mon collègue me forcèrent à ne commencer ce service que le 1er juin suivant, après que l'Administration nous eut donné des instructions précises.

Le 1er juillet suivant, il y avait à l'Antiquaille cent quatre-vingt-deux aliénés réunis, sans aucun système de division; je les classai ainsi :

I. INCURABLES, CINQ HUITIÈMES.

1° Paralytiques et infirmes, un huitième	23
2° Turbulents et furieux, un huitième	23
3° Paisibles et tranquilles, deux huitièmes	45
4° Epileptiques, un huitième	22

II. CURABLES, DEUX HUITIÈMES.

1° Entrants et non classés, un trente-deuxième . . .	6
A reporter	119

Je séparai les curables des incurables; mais toute autre division me fut impossible, faute de localité convenable. Je fus obligé de retenir les furieux dans des loges d'où ils ne pouvaient sortir que dans leurs moments de calme. J'essayai d'établir à côté des infirmeries, une division pour les convalescents; mais là, leur isolement ne fut point assez complet. Le retard dans l'achévement des travaux commencés pour amener de l'eau, nous a aussi privés de l'avantage de jouir, surtout dans la division des femmes, d'un appareil de bain convenable.

En 1821, le travail fut organisé dans chaque division; un ordre nouveau fut établi pour la distribution des médicaments; les moyens violents de répression, tels que les chaines, etc., furent proscrits. Ce fut à cette époque que fut construit un lit à tombeau garni de liens assez ingénieusement placés pour contenir les épileptiques et les furieux, surtout pendant la nuit, appareils préférables à ceux qui sont employés dans d'autres hôpitaux. Le bandage en huit de chiffre, pour contenir les malades par les épaules, sans comprimer la poitrine, et quelques autres moyens de ce genre furent aussi mis en pratique et exécutés à l'hospice pour la première fois, à la même époque (c'est à M. Laudrivon que nous devons la plupart de ces moyens).

Dans l'étude des sciences naturelles, les faits peuvent seuls nous servir de base, et les théories ne doivent être que des conséquences de ces faits; il faut donc assujettir son esprit à la nature des choses, pour obtenir des connaissances positives. Ce sont de semblables motifs, sans doute, qui engagèrent l'Administration de l'Antiquaille à nous demander des comptes-rendus; j'en ai présenté deux : l'un en 1828, l'autre en 1829.

Tableau du Mouvement des Aliénés, à l'Antiquaille,

Depuis le 1er Juillet 1821 jusqu'au 31 Décembre 1828.

	Aliénés s'y trouvant le 1er juillet 1821.	Entrés depuis le 1er juillet 1821 jusqu'au 31 décembre 1828.	Sortis pendant ce temps.	Décédés pendant ce temps.	Restants le 31 décembre 1828.
Hom.	63	383	270	82	94
Fem.	119	338	236	80	141

Tableau du Mouvement de 1829.

	Entrés du 1er janvier au 15 décembre 1829.	Sortis pendant ce même laps de temps.	Décès survenus pendant ce temps.	Restants à l'Hospice le 15 décembre 1829.
Hommes	37	23	12	94
Femmes	32	21	7	142

Exposé succinct de quelques résultats pratiques.

Nature de la maladie. —Le délire, l'état chronique et l'apyrexie sont les caractères que les auteurs présentent pour expliquer la nature de l'aliénation mentale. Toutefois, ce dernier caractère a été révoqué en doute; Sarconne pensait que l'opinion qui exclut la manie des maladies fébriles, méritait une plus sérieuse attention.

Les faits m'ont démontré que l'état fébrile complet, avec sa réaction, l'injection du système capillaire, etc., manque très ordinairement chez les aliénés, à moins que ces malades ne soient atteints de maladies organiques concommittentes. Cependant les aliénés ont très souvent le pouls lent, serré, d'autres fois accéléré. Cet état, qui se remarque surtout pendant les premières périodes de la maladie, peut être comparé à un frisson fébrile sans réaction. Plusieurs praticiens ont observé, en effet, que les réactions sont fort difficiles à obtenir dans le cours des aliénations mentales.

Symptômes.—Il est fort rare d'observer l'aliénation mentale à son début, dans un hôpital où les malades sont amenés plus ou moins long-temps après l'invasion de la maladie, qui est presque toujours méconnue à son début. Il faut alors s'en rapporter à des renseignements souvent indirects ou inexacts. Les administrateurs ne sauraient attacher trop d'importance aux moyens d'obtenir des renseignements exacts. Les médecins doivent avoir des cahiers de renseignements tenus avec le plus grand soin, suivant les formes indiquées par des réglements. D'ailleurs cette première période ne présente des symptômes inflammatoires que dans un très petit nombre de

cas, qui semblent plus spécialement se ratta-
cher au délire aigu qu'aux aliénations mentales.

Les régions épigastrique, hypogastrique, le
bas de la colonne épinière, etc., sont quelquefois le point de départ d'un spasme qui précède
les crises d'aliénation, et celles d'épilepsie. Il
ne paraît pas que le point d'où partent ces
spasmes, soit le vrai point de départ de la maladie. En effet, un épileptique qui éprouvait ce
spasme épigastrique avant chaque crise, mourut
à l'Antiquaille, et l'autopsie démontra un vaste
dépôt à la base du crâne, avec carie du rocher
sans altération dans la région épigastrique. L'é-
pilepsie, chez cet individu, était attribuée à la
répercussion d'une teigne.

Quelquefois les crises de manie et de mono-
manie se montrent par accès réguliers, semblables à un mouvement fébrile. Ce phénomène
se remarque surtout dans les aliénations à la
suite de maladies de long cours qui ont exercé
leur empire sur le cerveau.

Quoique les dérangements des fonctions organiques ne soient pas proportionnés à l'intensité du délire, on remarque cependant sur
les aliénés, quelques fois un appétit extrême,
d'autres fois une grande répugnance pour les
aliments : beaucoup de ces malades ne vont que
très rarement et très difficilement à la garde-
robe. Le mouvement péristaltique des intestins semble interverti chez eux. C'est surtout
chez ceux-ci qu'on observe les sueurs fétides,
signalées par les auteurs.

Il faut cependant distinguer ceux de ces malades qui sont monomaniaques et qui refusent les aliments dans le but de se laisser mourir de faim, de ceux qui ont une répugnance réelle pour la nourriture.

La stupeur, dont Georget a fait une espèce à part, ne m'a paru qu'un symptôme qui s'observe également dans les manies et dans les démences.

Je ne ferais que répéter ce qu'ont dit la plus part des auteurs, si je rappelais ici tous les autres symptômes qui m'ont paru dignes de fixer l'attention. Il est utile de remarquer que les observations et les résultats généraux publiés par les médecins des établissements d'aliénés, présentent des différences sensibles, qui résultent surtout de la marche suivie pour recueillir ces observations, et de l'espèce d'aliénés qui sont spécialement admis dans ces hôpitaux. En effet, dans quelques-uns de ces hôpitaux, on ne tient compte que des aliénés que l'on croit susceptibles de guérison, alors, les résultats des traitements doivent dépendre en grande partie de la manière plus ou moins large avec laquelle on établit la division des incurables. Dans d'autres hôpitaux, on ne reçoit que des incurables ou des curables; alors les proportions dans les symptômes et dans les espèces de délire, doivent être bien différentes.

Pour moi, ayant indiqué les proportions dans lesquelles se trouvent les différentes classes d'aliénés à l'Antiquaille, je n'ajouterai aucune autre observation aux tableaux qui vont suivre. Les résultats que je présente ont été recueillis spécialement sur les malades qui ont habité l'Antiquaille dans l'espace de trois ans et demi pour les hommes, et de quatre ans pour les femmes, à partir du 1er janvier 1819. J'ai choisi cette époque de préférence, parce que les observations des autres années présentent quelques lacunes, et que celles-ci sont très exactes et très complètes. Ainsi j'ai observé :

	Sur 236 Hommes,		*Sur 280 Femmes,*
40	Monomaniaques.	50	Monomaniaques.
100	Maniaques.	131	Maniaques.
64	Démences.	64	Démences.
23	Epilepsies { simples, 5. avec aliénat. 18.	7	Idiotes.
9	Idiots.	23	Epilepsies { simples, 2. av. aliénat, 21.
		2	Chorées.

La durée des aliénations mentales m'a paru en général plus grande chez les femmes, que chez les hommes. C'est pour cette raison, que le nombre des premières a été constamment plus grand à l'Antiquaille, que celui des seconds. L'utérus est, chez les femmes, un point de révulsion qui prévient chez elles les terminaisons funestes, telles que les apoplexies et les morts promptes, plus rares aussi chez les femmes que chez les hommes; mais cet organe est, chez les femmes, un centre de sensibilité qui réveille les phénomènes nerveux, et rend les aliénations plus difficiles à guérir.

Autopsie. — Les ouvertures de cadavre n'ont point répondu à l'attente de quelques médecins, qui espéraient avec elles expliquer la nature de l'aliénation mentale. Les altérations cadavériques qu'on a rencontrées jusqu'à ce jour chez les aliénés, ne me paraissent que consécutives, c'est-à-dire des effets, et non pas des causes. Toutefois, la connaissance de ces lésions est utile; car les moyens propres à les combattre exercent une heureuse influence sur la maladie primitive. Il est donc important de les rechercher et de les étudier avec attention.

Voici les résultats de vingt-deux autopsies faites à l'Antiquaille pendant les quatre années que j'ai désignées :

QUATRE MONOMANIAQUES.

Hypertrophie de la vésicule biliaire. 2
Inflammation des méninges . . . 1
Hypertrophie du foie. 1
Hydropisie cérébrale et rachydienne 1
Sans lésion apparente. 1

SIX MANIES.

Inflammation des méninges . . 2
Tubercules des poumons . . . 1
Epanchement sérosanguin cérébral 1
Congestion sanguine cérébrale . 1
Inflammation intestinale. . . . 1
Cardite et péricardite 1
Sans altération apparente . . . 1

HUIT DÉMENCES.

Epanchement séreux cérébral. . 6
Ramollissement du cerveau . . 3
Inflammation intestinale 2
Epaississement et inflammation des méninges. 2
Inflammation pulmonaire. . . . 1

SIX IDIOTS.

Tubercules dans le ventre . . . 1
Aucune lésion cérébrale.

TROIS EPILEPSIES.

Congestion sanguine célébrale et pulmonaire 3
Dépôt et carie à la base du crâne 1
Epanchement sérosanguin cérébral 1
Hypertrophie du cœur. 2

Causes. — La fréquence proportionnelle des aliénations mentales chez les deux sexes, avons nous dit, a été l'objet de l'attention des observateurs. A l'Antiquaille, les femmes aliénées ont été toujours en plus grand nombre que les hommes; mais le mouvement a été proportionnellement plus grand chez les derniers. Il me paraît que si la constitution délicate des unes les y expose davantage, les impressions morales sont moins fortes et moins funestes chez elles que chez les hommes. Ils sont donc dans des conditions à peu près égales; ainsi, comme je l'ai dit ailleurs, le nombre excédant des femmes à l'Antiquaille me paraît tenir à la durée plus qu'à la fréquence de la maladie chez elles.

Voici le tableau des proportions des aliénés de l'Antiquaille d'après les âges (Plusieurs ne sont entrés que dans la deuxième période, et d'autres sans renseignements positifs.)

Sur 236 Hommes.		*Sur 280 Femmes.*	
De 15 à 25 ans	29	De 15 à 25 ans	18
De 25 à 35	54	De 25 à 35	58
De 35 à 45	77	De 35 à 45	72
De 45 à 55	39	De 45 à 55	74
De 55 à 65	20	De 55 à 65	27
De 65 à 75	17	De 65 à 75	24
		De plus de 75	7

La coïncidence des manies avec certaines constitutions scrophuleuses, m'a paru digne de remarque.

Étudiés sous le rapport de leurs professions, les aliénés m'ont présenté à l'Antiquaille les résultats suivants :

Sur 236 Hommes.

Agriculteurs	46	Étudiants	10
Vignerons	22	Hommes de peine	14
Hommes de cabinet	21	Peintres	5
Marchands et négocians	21	Prêtres	3
Ouvriers fabricants sur étoffes		Comédiens	2
de soie	19	Ouvriers de diverses profess.	23
Militaires	15	Sans profession connue	35

Sur 280 Femmes,

Occupées aux travaux de la campagne	60	Filles de mauvaise vie	10
		Religieuses	6
Tailleuses	50	Brodeuses	5
Occupées au commerce. . .	52	Fleuristes	2
Domestiques	17	Institutrices	2
Ouvrières fabricant des étof-fes de soie	24	Sans profession connue . . .	72

Si le nombre des célibataires a été à l'Antiquaille, comme dans d'autres hôpitaux, plus grand proportionnellement que celui des hommes mariés, cela m'a paru dépendre en grande partie de l'abandon dans lequel se trouvent souvent les premiers; duquel il résulte qu'ils sont plus facilement envoyés dans les hôpitaux, que ceux qui sont entourés de l'affection de leur épouse et de leurs enfants.

Il m'a paru évident, que l'abus du vin et des liqueurs alcoholiques exerce une grande influence sur le développement des aliénations mentales. Aussi les campagnes des environs de Lyon, où le vin abonde, sont-elles celles qui proportionnellement nous ont fourni le plus d'aliénés. Ainsi à l'Antiquaille ,

Sur 236 Hommes,

Du département du Rhône, de Lyon.	79	Ardèche	5
		Côte-d'Or	4
— Des campagnes , 1er arrondissement	26	Drôme	4
		Suisse	4
— 2e arrondissement . . .	42	Savoie	5
Du département de l'Ain. . .	11	Saône-et-Loire	2
— de la Loire .	11	Gironde	3
— de l'Isère . . .	10	Haut-Rhin	1
De Paris et du Nord de la France.	7	Pologne	1
		Hollande.	1
Haute-Loire	9	Allemagne	1
Haute-Saône	6	Inconnus	17

Sur 280 Femmes,

Départem. du Rhône : Lyon.	123	Paris et le Nord de la France .	6
— 1er arrondissement.	45	Le Midi de la France	6
— 2e arrondissement .	38	La Savoie	4
Département de la Loire . .	16	La Prusse	2
— du Jura . . .	10	Haute-Loire	1
— de l'Ain . . .	7	Ardèche	1
— de l'Isère. . .	7	Inconnues	16

Enfin, voici dans un ordre rétrograde, les principales causes qui m'ont paru exercer une influence éloignée sur le développement de l'aliénation mentale.

1° Impressions morales vives.	9° Coups sur la tête.
2° Prédispositions originaires.	10° Métastase et scrofule.
3° Tempérament sanguin et nerveux.	11° Travail, application soutenue.
	12° Désordres menstruels.
4° Abus du vin et des liqueurs.	13° Indigence.
5° Epilepsie.	14° Suites de couches.
6° Apoplexie.	15° Suites de longue maladie.
7° Education vicieuse.	16° Développement rapide.
8° Onanisme.	

Causes occasionelles. — De toutes les causes, les seules qui me semblent occasionelles et déterminantes de l'aliénation mentale, sont les impressions morales vives et les chagrins ; l'épilepsie, l'état sénile et l'apoplexie. J'ai vu peu de monomanies et de manies se développer sans impressions morales vives. Aussi compte-t-on très peu d'aliénés au dessous de quinze ans.

L'apoplexie, l'état sénile, les manies et les monomanies sont les causes occasionelles ordinaires des démences.

Causes prochaines. — Le cerveau me paraît être le siége de la folie ; mais quelle est la nature de la lésion qui la détermine ? Georget se

refusait à admettre, avec Franck, l'inflammation, lorsqu'il songeait au peu d'influence que
les manies, même les plus anciennes, exerçaient
sur les fonctions organiques. M. Ferrus, en ob-
servant que l'exaltation et la diminution ne
sont pas les seules modifications que présentent
ces aliénations mentales, mais qu'il y a aussi
perversion, ne se contente pas de la théorie
des irritations pour s'en rendre compte; il ad-
met un état érectile du cerveau.

Comment pourrait-on se contenter des résultats que fournissent les autopsies, lorsque
les mêmes lésions de tissu qu'elles présentent
alors, se rencontrent aussi sur des sujets qui n'ont
point été aliénés. J'ai vu mourir d'une phthisie
pulmonaire, à l'Antiquaille, une femme qui
était maniaque depuis vingt ans. Quinze jours
avant de mourir elle avait récupéré toutes ses
facultés intellectuelles. L'autopsie n'en démontra pas moins des restes d'inflammation chronique sur plusieurs points des méninges, et
un épanchement séreux de plusieurs onces
dans les ventricules du cerveau.

La cause prochaine des aliénations mentales,
et surtout des monomanies et des manies, nous
est donc inconnue; bien que les recherches de
quelques auteurs, à cet égard, soient ingé-
nieuses, la direction de leurs études me semble
plus physique que physiologique.

Signes. — Les aliénations mentales ne se présentent pas toujours avec des signes non équi-
voques; aussi à l'Antiquaille, comme dans

toutes les maisons d'aliénés, on a reçu souvent des malades atteints de délires aigus. Cette méprise est toujours fâcheuse pour ces individus; elle prouve l'utilité des salles d'observation pour les entrants.

J'ai vu un monomaniaque qui était furieux et dont l'état d'aliénation était révoqué en doute et l'interdiction ajournée, parce qu'il avait répondu d'une manière satisfaisante aux magistrats qui l'interrogeaient. Notre législation réclame des réformes et des améliorations à cet égard.

Si l'aliénation mentale est quelquefois difficile à reconnaître, il est encore bien plus souvent difficile d'affirmer la guérison de cette maladie. Les divisions de convalescents qui doivent se trouver dans les maisons d'aliénés, auront le double avantage d'isoler 'ceux qui ne doivent plus rester au milieu des aliénés, et de leur procurer un temps d'épreuve pendant lequel ils ne seront plus soumis à des impressions morales pénibles.

Traitement.—Les genres et les espèces de délire n'ont, pour le médecin, qu'un intérêt bien secondaire; les périodes, la marche et le traitement sont ce qui doit l'occuper davantage. Il importe surtout de distinguer la période d'incurabilité. Le précepte de Pinel, de considérer comme incurables toutes les aliénations après cinq années consécutives de durée, m'a présenté de nombreuses exceptions. J'ai vu un monomaniaque qui, après avoir été aliéné pendant dix ans, rentra dans sa famille à sa grande satisfaction, et ne délira plus. Un examen attentif peut faire distinguer des monomanies et des manies aiguës qui guérissent ou passent à l'incurabilité ordinairement dans le cours d'une année, et d'autres qui durent pendant un temps qu'il est difficile de déterminer, en conservant toujours la possibilité d'une guérison.

La fréquence des guérisons des premières a servi de motif à quelques praticiens pour chercher à provoquer cet état aigu chez les aliénés qui sont dans l'état chronique.

Ceux qui sont dans ce deuxième état, dis-je, peuvent laisser pendant long-temps l'espoir d'une guérison, qui arrive le plus souvent sous l'influence d'un bon traitement moral. Chez quelques autres, cette guérison est l'effet du temps. On pourrait peut-être dire de ces maladies ce qu'on dit de quelques autres, qu'elles s'usent, ou plutôt, que dans la période de décroissement de la vie, les malades perdent la sensibilité nerveuse qui développe chez eux les accès d'aliénation mentale.

Les aliénés qui prennent de l'embonpoint à mesure que leur état mental s'améliore, m'ont paru marcher ordinairement à une guérison durable.

Les aliénés dont le mieux coïncide avec le développement d'un dépôt, d'une tache gangreneuse, le retour d'hémorrhoïdes, d'un suintement, d'un ulcère, qui s'étaient supprimés à l'époque du développement de l'aliénation

mentale, marchent ordinairement à une guérison durable.

Ceux de ces malades qui guérissent, conser-
vent pendant long-temps une susceptibilité qui
doit être l'objet de l'attention et de la bienveil-
lance toute particulière des personnes qui les
entourent.

Comme nous l'avons dit plus haut, les calculs
faits sur les mortalités et sur les guérisons sont
souvent bien différents dans leurs résultats.
C'est ainsi qu'en Angleterre, au rapport de
M. Ferrus, dans l'hôpital des aliénés de Man-
chester, pendant l'espace d'une année, sur
quatre-vingt-dix-huit malades, on a compté
sept guérisons et neuf décès; tandis qu'à Not-
tingham, sur cinq cent quatre-vingts malades
reçus dans l'espace de treize ans, on a compté
deux cent vingt-et-une guérisons et cinquante-
deux décès. A Cork, pendant l'année 1826, on
reçut cent six aliénés, et l'on compta trente-
sept guérisons, huit améliorations, et trois
décès.

Dans l'hôpital des aliénés de Turin, d'après
M. Trompéo, pendant l'année 1828, il y avait
cent vingt-cinq femmes (soixante-deux étaient
entrées pendant l'année); les guérisons ont été
de trente-quatre, et les décès de vingt-deux.
Dans le même hôpital, pendant la même année,
on comptait cent quatre-vingt-quatre hommes
(entrés dans l'année, 106); les guérisons ont été
de soixante-six, et les décès de vingt-sept. On
ne parle ni des améliorations ni des rechutes.

En France, on guérit en général, dans les établissements bien tenus, d'un quart à un tiers des aliénés.

A l'Antiquaille, quoique l'influence heureuse des bonnes distributions et de l'isolement n'ait pas pu s'y faire sentir, les malades y jouissaient, sous le rapport de l'hygiène et des ressources thérapeutiques, de tous les avantages désirables : les salles étaient généralement bien tenues, la nourriture était bonne, et les malades y étaient traités avec humanité et avec douceur.

Pendant l'espace de quatre ans, sur deux cent quatre-vingts femmes, j'ai compté cinquante-huit guérisons, vingt guérisons douteuses ou améliorations, et quarante-six décès : pendant l'espace de trois ans et demi, sur deux cent trente-six hommes, j'ai compté cinquante-quatre guérisons, trente guérisons douteuses ou améliorations, et soixante-quatre décès.

L'isolement m'a paru un moyen qui seul suffit pour guérir certaines manies.

Le traitement moral des aliénés est, pour le médecin philosophe qui se consacre à l'étude de ces maladies, un champ vaste et fertile à cultiver. Dans les grands hôpitaux, il repose surtout sur de bonnes divisions, sur le travail et sur quelques exercices gymnastiques qui peuvent être appliqués utilement à ces maladies.

1° Ne jamais exciter les idées et les passions de ces malades, dans le sens de leur délire ;

2° Ne point combattre directement les idées et les opinions déraisonnables, par le raison-

nement, les discussions, l'opposition et la con-
tradiction, la plaisanterie et la raillerie;

3° Fixer l'attention sur des objets étrangers
à leur délire, communiquer à leur esprit des
idées et des affections nouvelles, par des impressions diverses:

Tel est l'esprit d'un traitement moral.

L'isolement dans des cellules obscures m'a
paru quelquefois avoir une heureuse influence
sur les maniaques.

Je ne reviendrai pas sur les moyens de répression employés à l'Antiquaille dont j'ai parlé
au commencement de ce travail.

Quant aux ressources que nous avons em-
pruntées à la thérapeutique, nous les avons
appliquées à peu près comme pour les autres
maladies; nous avons fait la médecine des
symptômes. Cependant nous signalerons l'action de certains remèdes en particulier.

Contre certains accès de fureur, avec congestion sanguine vers le cerveau, j'ai eu recours
avec succès à la saignée de l'artère temporale. Je
joignais à ce moyen l'emploi des sédatifs nar-
cotiques et des boissons émollientes et émul-
sionnées. J'ai cependant eu l'occasion de me
convaincre qu'il est un terme à donner aux
saignées contre l'aliénation mentale, passé
lequel il est à craindre de jeter les malades
dans la démence et dans l'incurabilité.

Les purgatifs, qui ont une action révulsive
bien prononcée contre l'aliénation mentale,
me paraissent rétablir le mouvement péristal-

tique des intestins, et le cours des selles, qui souvent est suspendu ou interverti pendant la durée de cette maladie. Peut-être n'attache-t-on pas communément assez d'importance à cette propriété dont jouissent les purgatifs.

Les vésicatoires volants, et surtout le séton à la nuque, ont déja été signalés comme très utiles contre la stupeur; la pratique de l'Antiquaille a confirmé ces résultats.

Le moxa, utile dans certains cas contre l'aliénation mentale, ne pouvant pas être placé facilement sur les aliénés, j'avais fait exécuter un cautère avec lequel je fesais instantanément une brûlure équivalente.

Les applications réfrigérantes sur la tête m'ont paru un des moyens les plus énergiques contre les manies dans lesquelles le système nerveux est violemment excité, sans complication inflammatoire évidente et surtout chronique.

L'épilepsie essentielle peut être considérée comme une maladie incurable. J'ai employé un grand nombre de traitements qui ont été proposés par les auteurs contre cette maladie, tels que le traitement de Hallé (cautérisation le long de la colonne cervicale), le nitrate d'argent, le *sedum acre*, la valériane à haute dose, le zinc, etc. J'ai remarqué sur tous ces moyens une action qui n'est que momentanée; je suis parvenu, surtout avec l'emploi de la valériane, à suspendre les crises, et non à guérir complétement.

ESSAI

SUR L'ORGANISATION
D'UN HOPITAL D'ALIÉNÉS.

—

DEUXIÈME PARTIE.

—

Ce n'est pas d'après le genre de délire, mais d'après l'intensité des symptômes, que doivent être établies les distributions des Aliénés dans les Hôpitaux consacrés à leur traitement.

CONSIDÉRATIONS GÉNÉRALES.

Sous le rapport administratif, les hospices et les hôpitaux publics peuvent être divisés en deux classes. Les uns sont sous l'influence directe du Gouvernement ou de l'Autorité administrative générale, qui leur fournit les principaux moyens d'existence. Les autres, sont administrés d'une manière indépendante, par un Conseil composé de notables de toutes les classes éclairées de la société, et surtout de ceux qui concourent le plus par leurs dons à l'entretien de ces établissements. Ces derniers hôpitaux, toutefois, ne sont pas affranchis de la surveillance du Gouvernement.

Dans la première classe se trouvent compris, surtout, les hôpitaux militaires et ceux qui sont administrés par les Conseils municipaux ou des Commissions prises dans leur sein; il faut aussi

y joindre tous ceux qui, par un système de cen-
tralisation, qui se répand peu à peu en France,
ont été soumis aux Conseils municipaux, quoique ces derniers n'entrent que pour une faible
part dans leurs dépenses.

Dans la seconde classe se trouvent presque
tous les hôpitaux d'Angleterre et une partie
de ceux de la France.

Les gouvernements qui apprécient l'influence
de la morale sur la civilisation et le bonheur
des peuples, doivent, il me semble, protéger ce
second mode d'administration des hôpitaux
publics. En effet, outre qu'il est pour eux une
source inépuisable de secours et d'aumônes,
qui se tarit sous l'influence du premier mode
(car la charité n'est plus féconde, dès qu'elle est
étroitement resserrée par l'autorité supérieure),
il établit encore, ce deuxième mode d'administration, des rapports moraux entre les différentes classes de la société; il nourrit des sentiments pieux; il est, en un mot, d'une grande
influence sur le repos que réclame le développement de l'industrie et la société tout entière.
J'aurais exagéré l'importance de ce système,
s'il se bornait aux hôpitaux et s'il fallait seulement l'étudier dans la capitale; mais il s'étend
encore à tous les secours accordés à l'indigence,
et c'est surtout dans les villes de province que
son influence est le plus heureuse.

Depuis près d'un demi-siècle, les aliénés sont
l'objet de l'étude spéciale de quelques médecins,
qui s'accordent tous sur ce point : que l'isole-

ment et les moyens moraux sont de la plus haute importance pour le traitement de cette maladie. Tous conviennent aussi que de bonnes divisions sont le premier moyen moral qu'on doive mettre en usage dans les hôpitaux consacrés au traitement de l'aliénation mentale. C'est cette question qui doit faire le sujet principal de ce travail.

Mais comme, dans ces hôpitaux, tout doit être en harmonie, je serai conduit à indiquer tout ce qui doit entrer dans leur organisation; ainsi j'indiquerai successivement l'*exposition*, l'*emplacement*, les *distributions*, la *direction matérielle*, hygiénique et médicale, les plus convenables pour un hôpital d'aliénés.

Les grands hôpitaux, bienfait du Christianisme, ont été tour à tour l'objet de l'admiration et de la critique des savants, et surtout des philosophes. Si Montesquieu préférait les secours passagers à ceux qui se prolongent et se perpétuent dans ces établissements, qui, selon lui inspirent l'esprit de paresse, n'aurait-on pas aussi beaucoup à dire sur les secours que reçoivent les aliénés dans les hôpitaux et dans les hospices publics?

Quel avantage immense ne retirerait-on pas, pour ces malades, d'un isolement complet, dans un établissement où, sous les yeux d'un homme instruit, un aliéné serait soumis à toutes les influences des idées gaies et d'un traitement moral le mieux dirigé?

Quelle supériorité ne doivent pas avoir sur

les hôpitaux les beaux établissements de M. Esquirol, à Paris, de MM. Voisin et Falret, à Vanvres, et tant d'autres de ce genre établis sur un système vraiment philosophique, et dirigés par des hommes de mérite qui se vouent entièrement à ce service.

Cependant les hôpitaux d'aliénés, quoiqu'ils soient destinés à ne point atteindre complétement la perfection désirable à cet égard, présenteront toujours à la société des garanties à l'égard du régime, des soins de propreté et de traitement en général, qui y est ordinairement confié à des hommes instruits. Ces hôpitaux seront toujours un grand bienfait pour la société; il importe donc de leur donner tout le degré de perfection qu'ils sont susceptibles d'atteindre, et de les multiplier.

Les hôpitaux spéciaux ont, pour certaines maladies, une supériorité immense sur les hôpitaux généraux. Ainsi, la gale, les dartres, les scrofules, la siphilis, les aliénations mentales, seront toujours traitées avec plus d'avantage et plus de succès dans les hôpitaux consacrés spécialement à ces maladies, que dans ceux où des maladies de diverse nature seront réunies à celles-ci.

Un édifice destiné à un hôpital d'aliénés doit être élevé d'après un plan spécial. On n'arrivera jamais à un résultat satisfaisant, en cherchant à utiliser d'anciennes constructions.

EXPOSITION.

Les expositions à l'est et au sud-est sont, toutes choses égales d'ailleurs, les plus favorables à ce genre d'établissements. Toutefois, il faut tenir compte de la fréquence et de la force des vents qui soufflent habituellement dans ces localités.

EMPLACEMENT.

Les lieux trop élevés, surtout ceux qui dominent une grande ville, présentent l'inconvénient de ne pas permettre l'isolement entier, condition si nécessaire au traitement moral de l'aliénation mentale. On peut en dire autant des pentes rapides, où les constructions sont encore très coûteuses et toujours irrégulières. Recherchés pour certains autres hôpitaux, ces emplacements ne conviennent pas à ceux des aliénés. Pour eux je chercherais, sinon une plaine monotone, du moins une pente douce, abritée des vents trop forts, éloignée surtout de toute émanation insalubre.

L'emplacement destiné à un établissement de ce genre doit être pourvu d'eau, non seulement pour l'usage habituel, mais encore pour un service journalier de bains pour le quart des malades au moins.

Il doit être vaste, puisque, outre le sol sur lequel doivent reposer les constructions, il doit fournir des promenoirs, des cours et des jardins, et une ferme ou exploitation agricole.

Pour un établissement de quatre à cinq cents malades, il ne doit pas avoir moins de quatre ou cinq hectares d'étendue.

DISTRIBUTIONS.

Il y a peu d'établissements d'aliénés, en Europe, qui soient distribués d'après un plan physiologique. Ceux d'Angleterre, au rapport de M. Ferrus (*Considérations sur les Maisons d'Aliénés*, Paris, 1835, page 24), sont plutôt distribués d'après les localités sur lesquelles ils reposent, que d'après leur destination ; ils sont d'ailleurs généralement trop reserrés. Le même reproche peut être adressé à ceux d'Italie. Celui de Turin, un des plus beaux, est remarquable par ses formes d'architecture, par quelques distributions qui du reste ne sont point complètes et dont l'isolement n'est pas suffisant, par une section d'observations pour les malades entrants. D'ailleurs, ses cours sont étroites, et un certain nombre de cellules sont au premier étage.

Dans quelques hôpitaux, les furieux sont séparés des tranquilles ; ailleurs, les principales distributions et divisions portent sur les payants et les non-payants.

En Angleterre, comme dans quelques départements de la France, les incurables sont tenus dans un hospice isolé ; et il existe un hôpital spécialement consacré à ceux qui sont susceptibles de traitement. Les Anglais ont dans leurs hôpitaux d'aliénés une division qui me paraît

importante : c'est celle qui est spécialement consacrée aux individus qui se sont rendus coupables de crimes, desquels ils ont été libérés
comme aliénés.

Dans l'hôpital de Milan, les épileptiques sont
séparés des aliénés. La culture de vastes jardins
est confiée aux aliénés tranquilles, qui y sont
séparés des furieux. Les femmes y sont occu-
pées à faire du filet.

A Gênes, il existe un hôpital d'incurables où
tous les aliénés sont tenus dans une division
basse et mal saine. Tous les mélancoliques sont
ensemble dans une seule salle. Les furieux occupent le premier étage.

Dans l'hôpital de Sonneinstein, près de Pirna,
en Saxe, établissement fort agréablement situé
sur les bords de l'Elbe, les aliénés sont distribués d'après le rang dont ils jouissaient dans
la société avant leur état d'aliénation mentale.
Dans cet établissement, les moyens moraux, et
surtout le travail, sont mis en usage, comme
moyen de traitement, concurremment avec les
secours thérapeutiques qui leur sont administrés par le docteur Bienitz. Il y a une division
isolée et fort agréable, consacrée aux convalescents.

Dans ces différents établissements, il n'y a
donc rien de complet, aucun d'eux ne peut
servir de modèle.

A Paris, les hôpitaux d'aliénés présentent des
divisions plus complètes. D'abord, il y a des
établissements spécialement consacrés aux hom-

mes, et d'autres pour les femmes. Les incurables sont retenus dans le même établissement, où sont traités ceux qui sont susceptibles de traitement, mais ils y sont séparés. Dans quelques-uns de ces hôpitaux, les divisions d'après les espèces de délire sont admises; dans d'autres, les distributions de malades sont établies d'après l'intensité des symptômes. Partout les épileptiques sont isolés. Dans tous les établissements d'aliénés de Paris, les convalescents sont soigneusement isolés des aliénés.

Après ce court exposé, je vais indiquer un projet de distribution pour un hôpital d'aliénés de cinq cents malades, qui peut suffire pour l'étendue d'un ressort de Cour royale.

Dès l'année 1822 j'avais essayé de l'appliquer aux aliénés de l'hospice de l'Antiquaille. Il se trouve consigné dans mes comptes-rendus, et dans un article sur la statistique de cet hospice que je publiai en 1830 dans le *Journal de Médecine*, rédigé alors, à Lyon, par MM. Jensoul et Dupasquier.

Quelle forme doit-on donner à ces établissements? Les formes rondes sont les plus gracieuses; mais elles produisent des logements irréguliers; elles sont peu favorables à l'hygiène et très coûteuses. Les formes carrées se prêtent moins à la surveillance. Les formes octogones et rayonnantes paraissent tenir le milieu, et sous ce rapport je leur donnerais la préférence.

Si dans un plan de distribution et d'organisation d'un hôpital d'aliénés le traitement moral doit marcher en première ligne, les moyens de donner à l'établissement de l'unité, de simplifier le service et de rendre la surveillance facile, doivent venir immédiatement après. Or, élever un certain nombre de divisions qui seraient isolées, sans corrélation et communication directe ou commode, ce serait créer un hôpital d'aliénés où la surveillance serait difficile, où le service serait très coûteux, et ce serait, je crois, se faire une fausse idée de ce que doit être un établissement de ce genre.

Les principales distributions d'un hôpital d'aliénés ont donc pour objet l'isolement ou l'accomplissement d'une règle importante du traitement moral. Pour arriver à ce résultat, ce n'est pas d'après les espèces de délire qu'il faut distribuer les aliénés; car, réunir tous les mélancoliques ou tous les idiots dans un même lieu, c'est perpétuer parmi eux une monotonie funeste, c'est manquer à l'une des règles importantes du traitement moral (*ne point entretenir les aliénés dans le sens de leur délire*).

Je dis donc que dans un établissement d'aliénés, toutes les distributions doivent avoir entre elles des rapports et des communications faciles, et que les distributions ne peuvent pas être établies d'après l'espèce de délire.

Le magnifique plan qui se trouve dans le travail de M. Ferrus, outre qu'il ne me paraît convenir qu'à un établissement richement doté, laisse aussi quelque chose à désirer sous le rapport de l'unité du service.

Cependant l'épilepsie ayant des caractères spéciaux qui la distinguent des aliénations mentales, je ne confondrai pas les épileptiques avec les aliénés.

La première section que j'adopterai, reposera sur les sexes; ainsi je séparerai les femmes des hommes. La deuxième division sera pour les épileptiques.

Les autres distributions seront établies d'après la durée et l'intensité des symptômes. Ainsi j'établirai une division pour les incurables, une division pour les curables, et une division pour les convalescents.

Le nombre des enfants aliénés n'est pas assez grand pour qu'on puisse créer pour eux des divisions spéciales; toutefois, il convient de les isoler autant que possible, ou tout au moins de les faire coucher dans des dortoirs spéciaux.

Les payants sont, dans les grands hôpitaux, une source de jalousie à laquelle les aliénés sont très sensibles; mais ils sont pour les établissements qui les reçoivent, un moyen d'existence souvent nécessaire, et ils présentent aux malades, pour les soins, une garantie que l'on ne trouve pas toujours dans certaines maisons de santé, où un système de spéculation marche en première ligne. J'ai donc aussi consacré une section pour les payants dans chaque division.

Ainsi dans chaque section, c'est-à-dire dans la section des hommes comme dans celle des femmes, j'établirai les quatre divisions suivantes :

1° Celle des épileptiques;

2° Celle des incurables;

3° Celle des curables;

4° Celle des convalescents.

Chaque division doit encore présenter les subdivisions que je vais indiquer, et qui se trouvent établies sur le plan annexé à la fin de ce travail.

L'étendue proportionnelle de ces divisions et de ces subdivisions est basée sur les observations que j'ai consignées dans la première partie de ce travail, et qui est à peu près en rapport avec celles des principaux observateurs.

1° Il faut distinguer parmi les épileptiques, ceux qui sont aliénés et furieux, de ceux qui sont non-aliénés et paisibles; de là, deux subdivisions.

Il est d'observation que beaucoup d'épileptiques meurent pendant leurs crises, surtout pendant la nuit. M. Ferrus en conclut que ces malades ne doivent jamais être isolés un à un, et qu'ils doivent coucher dans des dortoirs. Je ne partagerai pas complétement cette opinion.

Les épileptiques sont sujets à des crises de fureur qui s'opposent à cette mesure de précaution; ceux-là doivent être isolés dans des cellules, pendant le temps de leur fureur et lorsque leurs crises deviennent fréquentes. L'établissement d'un service de ronde et de surveillance pour la nuit, peut seul les mettre à l'abri d'une partie des craintes exprimées en leur faveur.

Je subdivise donc les épileptiques et j'établis

une subdivision pour ceux qui sont paisibles, qui couchent dans des dortoirs, qui sont occupés à la culture du jardin, et même à d'autres emplois dans la maison ; et une subdivision pour ceux qui sont furieux. Ceux-ci ont une cour, des promenoirs isolés et chacun leur cellule. Près d'eux se trouve une subdivision, avec un certain nombre de loges, pour les aliénés coupables de crimes, mais acquittés comme aliénés.

Cette première division compte sur l'établissement pour un huitième, dont les furieux forment un cinquième, les condamnés un autre cinquième, et les épileptiques paisibles les trois autres cinquièmes.

2° L'Angleterre a ses hôpitaux d'incurables. Les hôpitaux d'aliénés de Paris ont des divisions spécialement consacrées à cette classe d'aliénés. M. Desportes a aussi admis une division pour ces malades, ainsi que M. Esquirol et Georget.

Le besoin de séparer les aliénés incurables de ceux qui sont curables, a donc été généralement apprécié.

Dans le plan que je propose, cette division est aussi admise ; elle forme un point important de l'établissement.

Parmi les incurables, il y a un certain nombre de paralytiques et d'infirmes qui ne peuvent se livrer qu'à un exercice très borné, et qui ne sortent pas de leur dortoir. Ceux-ci formeront une première subdivision d'incurables. Ils sont distingués en ceux qui se salissent, et en ceux qui sont propres. Les uns seront séparés des autres, dans deux dortoirs différents et voisins; ils peuvent habiter un premier, et même un second étage.

Une seconde subdivision aux incurables, est destinée aux turbulents et aux furieux. Ils ont un chauffoir, une cour ou promenoir commun, et chacun leur loge ou cellule.

Une troisième subdivision est consacrée aux incurables calmes et tranquilles. Il peut exister quelques cellules dans cette subdivision; mais la plupart des malades qui doivent l'habiter, peuvent occuper des dortoirs et des chauffoirs communs. Toutefois, il y aura des dortoirs exclusivement destinés à ceux qui se salissent. On établira aussi, dans cette subdivision, une ou plusieurs salles de travail. Des cours, des promenoirs et des jardins, qui dépendront de cette division, seront réservés à ces malades. La division, coupée par un mur d'isolement en deux sections égales, comme dans le plan ci-joint, pourra contenir des payants et des non-payants.

D'après les comptes-rendus des hôpitaux de la Salpétrière, de Bicêtre et de Charenton, etc., et d'après les observations que j'ai faites moi-même à l'Antiquaille, la division des incurables correspond à peu près à la moitié ou aux deux tiers du nombre total des malades de l'é-tablissement, sur lesquels il y a un quart d'in-curables infirmes, un quart des turbulents et furieux, et la moitié d'incurables paisibles ou tranquilles.

3° J'arrive à la division la plus intéressante de nos malades, je veux parler de la division des curables.

Là, une première section, qui se composera de quelques chambres au premier étage, sera consacrée à observer les malades entrants. Cette tâche étant une surveillance continuelle, ne réclame aucun moyen violent de répression, à moins qu'un incident ne survienne; alors il déciderait l'envoi du malade dans les subdivisions où l'emploi de ces moyens est ordinaire et facile.

Une deuxième subdivision est destinée aux curables turbulents et furieux. Elle est moins étendue que celle des incurables correspondante; mais elle lui ressemble sous tous les autres rapports.

Enfin, la troisième subdivision des curables est consacrée aux tranquilles. Elle aura quelques loges, des dortoirs, des chauffoirs, des cours et des jardins spéciaux. Comme aux incurables, un mur y séparera les payants des non-payants.

Cette division correspond au quart ou au cinquième des malades de l'établissement. La subdivision des entrants peut équivaloir à un trente-deuxième, celle des furieux à un huitième, et le surplus se compose de curables tranquilles.

4° La quatrième division est consacrée aux convalescents. Au dessus d'eux, et dans la même division, je place les infirmeries pour les maladies accidentelles, où je n'admettrai toutefois que les malades paisibles, les autres ne pouvant être traités que dans leur subdivision respective.

Les convalescents n'auront d'autre subdivision que celle des sexes. Ils auront des chauffoirs, des dortoirs et des promenoirs, et jardins communs. La propreté, l'ordre, et surtout l'éloignement des aliénés, sont les avantages principaux que ces malades réclament.

Il faut, parmi eux, séparer seulement les payants des non-payants. Ils correspondent à un seizième du nombre total des malades de l'établissement. Cette division sera rapprochée de la ferme d'exploitation.

Dans le plan que je donne à la fin de ce travail, je place près d'eux la pharmacie, la chapelle, les logements de l'aumônier, du médecin, du pharmacien et des élèves internes, comme voisinages propres à rendre leur convalescence moins triste, et à leur fournir des moyens de diversion. Ainsi quelques convalescents peuvent s'occuper à la pharmacie, aux jardins, etc. Ils auront une salle de travail.

Les infirmeries, qui sont au dessus, peuvent même fournir un moyen de distraction à plusieurs d'entre les convalescents. Cette subdivision des infirmeries correspond aussi à un seizième des malades de l'établissement.

La ferme se composera du reste de l'emplacement et des bâtiments d'exploitation. Tous les aliénés tranquilles pourront y avoir accès, suivant les circonstances et leur position.

On s'accorde à peu près sur ce point, que tous les aliénés agités ou furieux doivent être tenus dans des cellules au rez-de-chaussée. Les cellules des plus agités doivent être simplement garnies de paille ou matelassées; pour les autres elles peuvent être meublées d'un lit souvent fixée au sol, d'une ou plusieurs chaises, d'une table, etc., suivant l'état du malade.

Chaque cellule doit avoir au moins trois mètres de diamètre dans tous les sens. Elle doit avoir deux entrées, pour permettre d'aborder le malade de deux côtés à la fois; être convenablement aérée, et un peu au dessus du niveau du sol.

Enfin, un appareil de bains doit former le complément des principales distributions d'un établissement consacré aux aliénés. Cet appareil doit occuper un point central de l'hôpital; il doit être double : un pour chaque sexe. Il doit être organisé de manière à pouvoir fournir des bains journellement à un quart des malades. Des baignoires et un appareil complet de douches doivent former les pièces principales de sa composition.

DIRECTION MATÉRIELLE.

Je l'ai déja dit, une administration composée de notables nommés par les formes électorales est l'administration que je préfère pour les établissements dont je m'occupe. Toutefois ces administrateurs doivent s'éclairer des lumières dont ils peuvent avoir besoin, et ne négliger aucun moyen pour cela. Il serait utile que celui qui serait chargé de l'intérieur, eût vu et étudié les principaux établissements de l'Europe consacrés au traitement de l'aliénation mentale, et je crois pouvoir mettre ceux de Paris en première ligne.

Un bon réglement rédigé par une commission dans laquelle serait admis un médecin exercé au traitement de l'aliénation mentale, doit préluder à l'organisation de cet établissement.

Un aumônier, un médecin, un pharmacien, deux élèves en médecine appelés *chirurgiens internes*, un régisseur fesant les fonctions d'économe, un trésorier, deux secrétaires, formeront le noyau du personnel de l'établissement. Ces employés seront logés dans les parties centrales de l'édifice, comme je l'indique, par exemple, dans le plan ci-joint. Les hommes de peine et les autres employés formant ce matériel seront aussi logés dans ces mêmes bâtiments. Les buanderies, magasins et autres dépendances semblables doivent également occuper un point central.

Le régisseur, personnage important dans un tel établissement, doit avoir un pouvoir très étendu. Le choix de cet officier est de la plus haute importance. Il aura la direction générale; mais c'est surtout sur le traitement moral et hygiénique que son attention et ses soins devront se diriger. Nous reviendrons à lui, au sujet de la direction médicale.

DIRECTION HYGIÉNIQUE.

Les règles de l'hygiène ne sont pas seulement, pour les aliénés comme pour d'autres malades, des secours à l'aide desquels on assure la réussite d'un traitement, elles entrent encore comme moyen curatif dans celui de l'aliénation mentale. Il faut bien être convaincu que la susceptibilité nerveuse de certains aliénés est très grande; d'autre part, que la folie est une maladie de long cours.

Un établissement consacré à ces malades est tout à la fois un hôpital et un hospice. Il faut donc s'attacher scrupuleusement aux règles de l'hygiène, qui, dans l'organisation de ces hôpitaux, concourt aussi au traitement moral.

Les moyens propres à ménager des courants pour renouveler l'air doivent être employés dans ces hôpitaux. Les fosses d'aisance et les dépôts d'immondices doivent être placés de manière que l'air qui souffle le plus souvent n'en ramène pas l'odeur sur la maison. L'usage des fosses inodores pourait leur être appliqué.

Le meilleur procédé est de les établir sur un courant d'eau; ce qui n'est pas toujours praticable. On connaît aussi les avantages des latrines de l'hôpital de Saint-Louis, de Paris, établies d'après le système d'appel de M. Darcet.

Il existe dans l'hôpital des aliénés de Florence des latrines à bascules, qui s'ouvrent lorsque le malade se place sur le siége, et qui se ferment lorsqu'il en sort.

Dans un grand établissement public, les aliénés doivent être autant que possible revêtus d'habillements qui puissent se laver souvent: *La propreté*, a dit M. Parizet, *calme l'esprit comme elle assouplit le corps.* Ces malades doivent changer de linge de corps au moins une fois par semaine, et de draps, une fois par mois. Ceux qui se salissent peuvent avoir de grandes tuniques qui dispensent de l'usage des pantalons. Cependant pour ménager la susceptibilité de ceux qui sont curables surtout, je pense qu'il faut les affranchir de tout uniforme.

Les aliénés supportent difficilement les grands froids et les grandes chaleurs; aussi faut-il qu'ils soient vêtus suivant l'état de la température. L'art de réchauffer les hôpitaux d'aliénés est digne d'éveiller l'attention des hommes qui s'occupent de cette partie de l'économie domestique. Les Anglais sont plus avancés que nous sur ce point. Il faut aux aliénés des moyens de se chauffer multipliés, mais cachés, pour éviter les accidents.

Ces malades ont besoin de prendre des bains, soit comme moyen de propreté, soit comme moyen médical. Le médecin doit toujours présider à leur emploi. Dans quelques hôpitaux d'aliénés, il règne une coutume dangereuse: celle de baigner à l'eau froide, à certaines époques, tous les aliénés presque indistinctement. Cette coutume peut être très nuisible à certains d'entre eux.

Les aliénés ne doivent pas être assujétis à une diète sévère. Ils doivent au contraire recevoir des aliments en suffisante quantité; car les fonctions digestives s'exécutent ordinairement chez eux avec une grande activité. Ils sont souvent altérés, et il convient de leur prodiguer des moyens de satisfaire leur soif. C'est sans doute une des raisons pour lesquelles les fontaines sont multipliées dans les maisons d'aliénés d'Angleterre.

Il est d'observation, que les aliénés recherchent le tabac avec avidité, que plusieurs le mangent et en font un mauvais usage. On ne doit leur en donner qu'avec réserve, et seulement à ceux qui, en ayant contracté l'habitude, en ont un véritable besoin. Chez les autres, il peut exciter la membrane pituitaire d'une manière qui leur deviendrait nuisible.

Ces malades doivent être traités avec humanité et douceur. La bonté, la fermeté et la justice sont les principales qualités qui doivent se rencontrer chez ceux qui sont appelés à leur service. Il faut des vertus plus que naturelles pour remplir convenablement cette tâche.

Les aliénés réclament quelquefois des moyens de répression : les principaux sont la camisole de force (qui peut être modifiée et convertie en une tunique plus longue pour ceux qui ont l'habitude de l'onanisme); les arrêts, la douche. Toutefois ces moyens, dirigés et dictés par le médecin ou par le régisseur, ne doivent rien avoir de dégradant et d'inconsidéré; ils doivent toujours être en harmonie avec les règles du traitement.

La privation du travail, la réclusion dans une loge obscure, et une foule d'autres moyens que l'étude de ces malades, suggère, peuvent aussi être mis en usage comme moyens répressifs.

L'usage des chaînes et des coups doit être soigneusement proscrit des maisons d'aliénés.

Le travail exerce sur les aliénés une influence si grande et si heureuse, qu'on ne saurait trop en multiplier les moyens dans leurs hôpitaux. Il est inutile de dire que dans le cours de ces exercices les aliénés réclament une grande surveillance.

DIRECTION MÉDICALE.

Je considère comme appartenant au service médical tout ce qui intéresse directement la santé des malades. Sous ce rapport je comprendrai dans le service des aliénés :

1° Le Médecin et le service médical;
2° Le Pharmacien et la pharmacie;
3° Le Régisseur et son service;
4° Les Infirmiers et Infirmières.

1° Le choix du Médecin doit être le travail d'une commission composée, en grande partie, de médecins recommandables, et non le résultat d'un concours.

Les concours ont souvent fourni, pour les

places de médecin des hôpitaux, des hommes plus versés dans la théorie que dans la pratique de leur art; ils sont une lutte dans laquelle l'esprit brille plus que le jugement : aussi les vrais savants et les vrais observateurs n'ont pas toujours osé s'y montrer avec confiance. Je ne parlerai pas des hommes que les concours ont élevés, et qui n'ont pas toujours conservé les sentiments de la dignité de leur profession.

Le médecin doit avoir la plus grande influence et le pouvoir le plus étendu sur ces malades. Le philosophe et le moraliste voient dans un aliéné, tantôt un homme sensible dont la raison a succombé sous les coups de l'infortune et de l'injustice, tantôt un libertin qui, peu habitué à se servir de sa raison, est devenu la proie de ses passions, et, comme le précédant, a cessé de vivre avant de mourir. Le médecin ne s'arrête pas là : il voit l'homme, non seulement sous les rapports spéciaux, mais par rapport à lui-même; il voit des malades qu'il examine avec attention, et qu'il prend à tâche de guérir; rien de ce qui intéresse et leur moral et leur physique, ne lui est indifférent; il les voit sans passion, et il les traite tous avec le même intérêt.

La présence habituelle du médecin serait très utile dans un établissement de ce genre. Le service rigoureux du médecin se composera, surtout, d'une visite régulière le matin et d'une courte visite le soir.

Les moyens moraux et thérapeutiques à mettre

en usage pour chaque malade seront prescrits par ce seul médecin, et inscrits sur un livre de visites qui sera tenu par un des élèves internes.

Ce livre contiendra quatre colonnes : dans l'une, seront inscrits le numéro du malade et le nom caractéristique de sa maladie; dans la seconde, les moyens moraux et le régime, s'il a besoin de quelques modifications; dans la troisième, sera indiqué le traitement thérapeutique ; enfin, une quatrième colonne sera consacrée aux observations.

La tenue du livre de visites et d'un livre spécialement consacré aux observations et aux ouvertures de cadavres, la surveillance de l'application des remèdes, seront les principales obligations des élèves internes.

Les élèves internes, au nombre de deux, seront nommés au concours; ils auront des suppléants. Pour les élèves, ce mode d'admission présente surtout l'avantage d'éveiller une émulation salutaire.

Chaque année, le médecin sera appelé à rendre compte de son service, en séance publique, devant le Conseil d'Administration.

2° Le Pharmacien doit avoir la direction du laboratoire et de la pharmacie; il fait opérer sous ses yeux et opère lui-même la préparation de tous les remèdes.

3° Le Régisseur a la direction générale, mais surtout l'inspection sur les infirmiers et les gens de service; il s'occupe autant qu'il est en lui des moyens moraux et des moyens que l'hygiène présente pour concourir à la guérison de ces maladies. Il sera dépositaire d'un tableau du mouvement des malades et de tous les documents qu'on aura sur chacun d'eux.

4° On a agité la question de savoir si les infirmeries d'aliénés étaient mieux servies par des religieux, que par des séculiers.

J'ai vu les infirmeries de l'Antiquaille alternativement servies par des séculiers et par des frères et des sœurs appelés à ce service et dirigés par des motifs religieux, et je crois pouvoir affirmer que, pour les aliénés comme pour tous les autres malades, le service de ces derniers est préférable.

Toutefois, je crois qu'il ne faut point trop en multiplier le nombre dans le même hôpital, pour éviter de le convertir en un vrai couvent, où la discipline et les obligations de la vie religieuse finissent par prévaloir sur les obligations d'un service de malades. Un ou deux frères ou sœurs suffisent à la tête de chaque service, ils seront secondés par un nombre suffisant de gens à gage ou par des malades tranquilles; car dans les maisons d'aliénés, il y a toujours un assez grand nombre de malades qui peuvent se rendre utiles et qu'il convient d'employer.

Dans chaque section on n'emploiera que les infirmiers ou les infirmières du même sexe, c'est-à-dire que les femmes seront servies par des sœurs et par des infirmières, et que les hommes seront servis par des frères et par des infirmiers.

Je n'entrerai pas dans de plus grandes explications sur ces différents services. La Commission d'Organisation, en s'occupant du réglement, traitera de ces détails, que ne comporte point le plan que je me suis tracé pour ce travail.

Je me suis proposé, surtout, d'éveiller l'attention sur les établissements d'aliénés, de faire bien comprendre que des travaux importants ont été faits pour diriger leur organisation, que les Pinel, les Georget, MM. Esquirol, Ferrus, Voisin, Falret et tant d'autres, ne se sont pas occupés de ces questions sans arriver à des résultats positifs qu'il faut chercher à mettre en pratique.

J'aurai atteint le but désiré, si je suis parvenu à démontrer que dans ces établissements, l'intérêt des malades doit marcher en première ligne, et qu'un bon système d'ordre et d'économie doit venir ensuite.

Les hôpitaux sont, en général, destinés à fournir à la science les matériaux sur lesquels se fonde la théorie. Il faut donc recueillir précieusement les faits, et donner à l'étude de ces faits la direction la plus convenable. C'est au médecin à régler cette étude, à se faire un plan d'investigation, dans lequel il fera entrer tous les cas qui peuvent se présenter à lui.

FIN.

EXPLICATION

DU PLAN CI-CONTRE.

A Matériel de l'Établissement.

   1 Entrée principale. Les points indiquent les arbres.

   2 Loges, et logement du Concierge.

   3 Buanderie, lavoir, magasins, etc. Un de ces pavillons est destiné aux réunions de l'Administration et aux réceptions des parents des malades.

   4 Principal corps de bâtiment, à trois étages, contenant les cuisines, les bureaux et le logement de l'Économe, les réfectoires et les logements des différents employés, gens de service, domestiques et autres.

   5 Cour centrale, octogone, avec galeries couvertes tout autour et au centre.

B Deuxième division, contenant une partie du matériel, des infirmeries et la division des Convalescents.

   6 Corps de bâtiment à trois étages, fesant face au précédent et correspondant à une deuxième porte qui conduit à la ferme. Une partie des rez-de-chaussée, ainsi que les jardins adjacents, sont consacrés aux convalescents : ils y ont leurs salles de travail. Les sexes sont complétement séparés par un corridor central, par la chapelle et par un mur.

   La Pharmacie et ses laboratoires occupent aussi une partie de ces rez-de-chaussée.

   Au premier étage se trouvent les infirmeries pour les maladies accidentelles, les logements de l'Aumônier, du Médecin et des Élèves internes. Aux étages supérieurs sont des vestiaires et des salles de travail, de couture, des greniers d'étendage, etc.

   7 La chapelle et ses dépendances. Un petit dépôt pour les morts.

C Division des aliénés curables.

   8 Corps de bâtiment à deux étages, un côté pour les payants, et l'autre pour les non-payants, correspondant aux cours ci-après désignées. Chauffoir aux rez-de-chaussée, salles

d'observation pour les entrants, au premier étage; logement de quelques infirmières, au deuxième.

9 Cours et promenoirs, avec un rang de loges pour les aliénés curables et agités ou furieux : d'un côté, pour les payants; de l'autre, pour les non-payants.

10 Subdivision isolée de la précédente par un mur qui n'est qu'indiqué, destinée aux aliénés curables et tranquilles. Les payants s'y trouvent aussi séparés des non-payants par un mur.

Les bâtiments sont élevés pour former un étage au dessus des rez-de-chaussée; il s'y trouve quelques cellules au rez-de-chaussée, des chauffoirs et des salles de travail; les dortoirs sont au premier étage.

11 Cours et jardins adjacents, appartenants à cette subdivision.

D Division des aliénés incurables.

12 Bâtiment à deux étages. Chauffoirs aux rez-de-chaussée; dortoirs pour les paralytiques et les infirmes, au premier et au second étage. Ceux qui se salissent, ont des dortoirs spéciaux pourvus d'égouts pour faciliter le nettoiement.

13 Loges et promenoirs pour les aliénés incurables, agités et furieux.

14 Subdivision pour les incurables paisibles. Les séparations des payants et des non-payants et les autres distributions sont les mêmes que pour les curables.

E Division des épileptiques et des aliénés coupables de crimes, mais acquittés pour cause d'aliénation mentale.

15 Aliénés criminels. Ils ont un chauffoir, une salle de travail, une cour et les loges correspondantes.

16 Epileptiques furieux. Ils ont des loges et une cour isolée.

17 Epileptiques tranquilles. Leur subdivision a la plus grande analogie avec celles des aliénés correspondantes.

Les mêmes divisions et subdivisions seront établies pour le sexe opposé.

F Au milieu de la cour octogone, se trouve un double appareil de bains et de douches, et au dessus une petite salle pour les recherches cadavériques.

Les points indiquent les colonnes portant la toiture de la galerie.

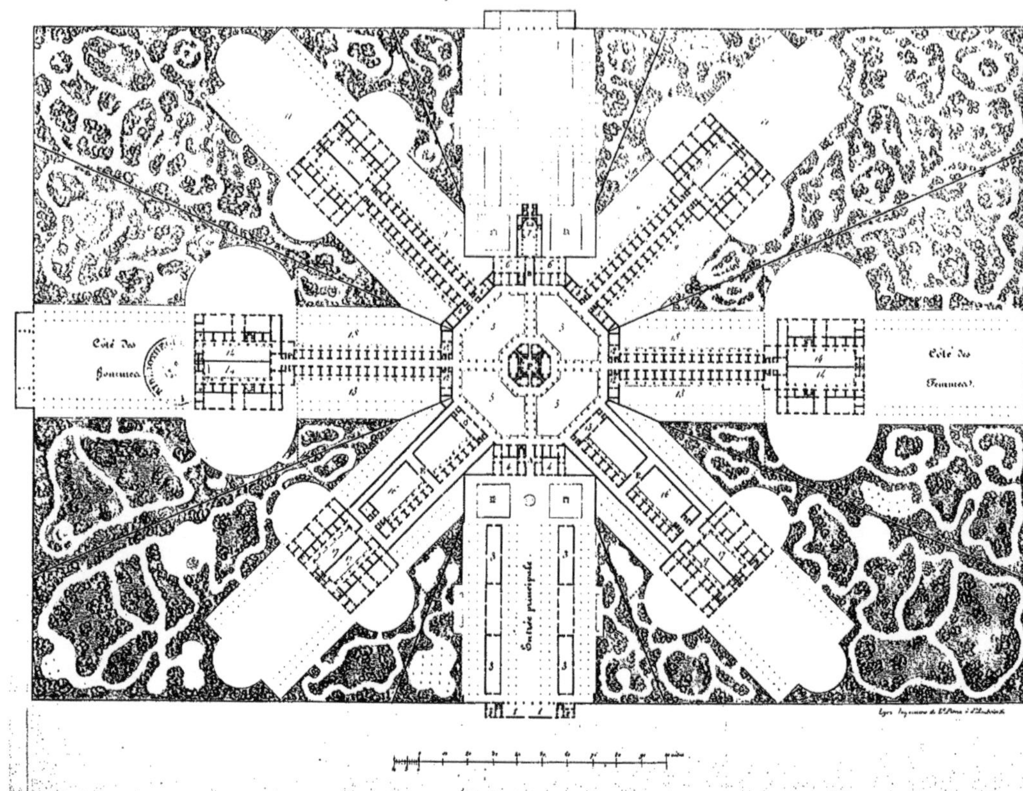

Plan d'un Hôpital d'Aliénés pour des Malades des deux Sexes.
Dessiné par M. Meunier, Architecte à Lyon.
Côté des Hommes.
Côté des Femmes.
Entrée principale.

www.ingramcontent.com/pod-product-compliance
Ingram Content Group UK Ltd.
Pitfield, Milton Keynes, MK11 3LW, UK
UKHW022322120726
13694UKWH00004B/1506